Dʳ ADRIEN-

De l'Hystérectomie

Abdominale

par Décollation

(Étude sur un nouveau procédé d'Hystérectomie Abdominale)

De M. J.-L. FAURE

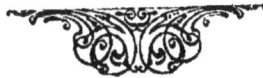

MONTPELLIER

IMPRIMERIE DELORD-BOEHM ET MARTIAL

—

1903

Dᴿ ADRIEN-LÉON BRU

De l'Hystérectomie
Abdominale
par Décollation

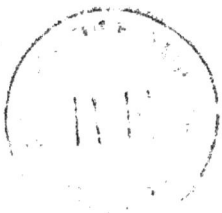

(Étude sur un nouveau procédé d'Hystérectomie Abdominale)

Dᴇ M. J.-L. FAURE

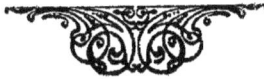

MONTPELLIER

IMPRIMERIE DELORD-BOEHM ET MARTIAL

—

1903

A LA MÉMOIRE DE MON PÈRE

A MA MÈRE

Témoignage d'affectueuse reconnaissance,

A MES PARENTS

A MES AMIS

A.-L. Bru.

Au moment de fermer le livre de notre vie d'étudiant, notre premier sentiment est un sentiment de regret et de reconnaissance pour celui qui n'est plus. L'amour de notre mère est aussi dans notre cœur.

Nous remercions beaucoup tous nos Maîtres de la bonté qu'ils nous ont témoignée, notamment M. Forgue, qui a bien voulu accepter la présidence de notre thèse, et M. Carrieu, dont les leçons nous ont été si utiles.

Nous ne pouvons oublier non plus dans notre souvenir MM. les Médecins de l'Hôpital d'Oran, surtout M. le docteur Lescure, si dévoué et si sympathique.

Nous envoyons enfin un salut amical à nos camarades internes de l'Hôpital d'Oran et notre excellent ami Emile Bordères, avec qui nous avons vécu près de deux ans en si bonne intelligence.

DE
L'HYSTÉRECTOMIE ABDOMINALE
PAR DÉCOLLATION

(Étude sur un nouveau Procédé d'Hystérectomie abdominale de M. J.-L. Faure)

INTRODUCTION

Intéressé par les publications que M J.-L. Faure avait faites, dans plusieurs journaux et revues, de son nouveau procédé d'hystérectomie, notre maître, M. le Professeur Forgue, nous a confié la tâche délicate de l'étudier et de signaler les avantages que la chirurgie en pourrait tirer

Ce travail eût été au-dessus de nos forces, si, avec une amabilité et un désintéressement dont je ne pourrai lui être assez reconnaissant, M. Faure n'avait mis à ma disposition tous les matériaux qui m'étaient nécessaires. J'ai eu de lui l'autorisation de reproduire les dessins qui facilitent la compréhension du texte, et les extraits de ses propres articles.

J'ai puisé mes observations dans les cahiers de l'Hôtel-Dieu qu'il a eu la bonté de m'envoyer, ou dans les publications que j'avais par ses soins.

Nous nous sommes efforcé, dans ce modeste ouvrage, de faire connaître le plus possible la technique spéciale au procédé, et, de peur d'affaiblir les arguments et de transformer involontairement les idées de l'auteur, nous avons puisé le plus possible dans son texte.

Pour les conclusions, nous nous sommes laissé guider par notre maître M. Forgue, et nous nous sommes appuyé sur l'autorité incontestable que lui donne une grande expérience de la chirurgie.

Pour le reste, nous avons suivi notre conscience.

PLAN

———

CHAPITRE PREMIER

___

Considérations générales sur la technique et les procédés opératoires

J'ai souvent entendu dans le vulgaire une phrase très répétée de nos jours : « La médecine est demeurée presque stationnaire; mais la chirurgie a fait de grands progrès : en elle est l'avenir ». Le vulgaire est injuste, et l'on ne peut séparer, dans l'admiration que nous devons à nos maîtres, les sérums du bistouri. Une chose est vraie cependant : les découvertes modernes, appliquées immédiatement par Lister, ont tellement modifié les résultats opératoires, auparavant si désastreux, que la chirurgie paraît seule en avoir bénéficié. On peut dire que la science chirurgicale est aujourd'hui complète; dans le problème redoutable que l'opérateur essaie de résoudre, les inconnus sont écartés, les formules sont établies, les résultats sont certains.

Mais il ne faudrait point être injuste envers nos devanciers. Trente années n'ont point suffi pour amasser ces trésors de lumière, et nos pères avaient dès longtemps préparé ce flambeau qu'un dernier effort vient d'allumer.

Tout être évolue. L'homme, voué au progrès par une force inconnue, véritable instinct de l'humanité, perfectionne son œuvre séculaire. Les principes directeurs de la raison péniblement acquis par une longue série de siècles, la science s'est lentement accrue de toutes les expériences, s'élevant sous l'effort de chaque génération.

Mais l'homme est impatient, tourmenté du désir de connaître. Sur ces bases solides, mais insuffisantes, la raison s'est lancée, la théorie a sondé l'espace, rectifiée de loin en loin par des faits nouveaux.

Ainsi s'explique, dans le dernier siècle, pour toutes les branches de la raison et de l'activité, cette succession rapide des théories et des idées. Philosophie histoire, études politiques et économiques, industries, toutes ces sciences complexes ont évolué à la remorque des sciences plus simples sur lesquelles elles s'appuient.

Ainsi s'expliquent les règnes éphémères des différentes écoles qui ont gouverné la médecine. A chaque nouvelle découverte, le champ de l'inconnu se rétrécit, la théorie se rapproche de la vérité, ce qui était un art devient une science. Chaque détail, chaque partie de cette science, vue à sa place dans l'ensemble, est réduite peu à peu à de plus justes proportions. Tout à coup, la dernière pierre, unissant exactement chaque partie de l'édifice, en montre l'harmonie, et cette clarté subite, qui, après la longue histoire de l'ancienne chirurgie, éblouit aujourd'hui nos yeux, c'est Pasteur et Lister qui nous l'ont apportée avec leur dernière découverte.

Mais, avant eux, la chirurgie avait acquis un haut degré de perfection. A combien d'instruments ou de méthodes, aujourd'hui regardés comme nouveaux, ne peut-on trouver, à cette période, une origine brillante ou modeste ? Et combien d'artistes trouverions-nous aujourd'hui pour lutter avec Maisonneuve : celui dont s'est inspiré Doyen n'était-il pas en chirurgie le maître des maîtres ? et combien devons-nous regretter qu'à ses précieuses méthodes, il n'ait pu ajouter la pratique de l'antisepsie !

La maxime était autrefois d'opérer *cito, tuto, et jucunde*. Maisonneuve opérait vite, il savait, doué d'une adresse remarquable, faire admirer l'aisance de sa manœuvre ; et sans le secours de l'asepsie, grâce à ses qualités naturelles, grâce aussi à une sorte d'instinct qni lui montrait de meilleurs résultats dans la propreté, il était arrivé à de beaux succès en chirurgie abdominale.

Nous avons aujourd'hui trop de tendances à faire table rase du passé, nous croirions trop facilement que l'asepsie suffit à faire un chirurgien.

Pourquoi la rapidité, puisque nous avons le chloroforme ? Pourquoi connaître de l'anatomie, si l'on pince tout ce qui saigne, ou si l'on ampute avec la bande d'Esmarch ? Pourquoi avoir du talent ? Sous l'empire de ces raisonnements spécieux, on a vu des opérateurs qui mettaient cinq et six heures à faire des hystérectomies ; et le choc, la péritonite, les hémorragies consécutives, ont fait plus de victimes au début de cette époque de progrès qu'elles n'en avaient jamais fait du temps de Maisonneuve.

Avec Doyen, nous demandons au chirurgien une longue pratique, un long exercice unis à des dispositions naturelles.

Et c'est ainsi qu'il arrive :

A opérer vite,

— sans hémorragie,

— aseptiquement.

Le procédé d'hystérectomie de M. J.-L. Faure permet-il de montrer ces qualités ?

C'est ce que nous allons étudier.

CHAPITRE II

Technique de l'hystérectomie abdominale par décollation

Observations. — Résultats et statistiques

Comme nous tenons, d'une part, à décrire le plus clairement possible, d'autre part à ne rien modifier des idées de
l'auteur, nous allons laisser parler M. Jean-Louis Faure, en
rapportant tout ce qui sera possible de son article paru dans
la *Tribune Médicale* du 4 juillet 1903.

Principes. — « Le principe sur lequel repose ce procédé est
bien simple : c'est cette vérité, démontrée et plus que démontrée, évidente même pour tous ceux qui se sont donné la
peine de la contrôler, qu'il est infiniment plus facile d'en
lever l'utérus et les annexes qui lui sont fixées en les abordant de *bas en haut* qu'en les abordant de haut en bas, et
que, toutes les fois qu'il est possible de le faire, le bloc utéro-
annexiel doit être attaqué par son pôle inférieur.

Je ne veux pas entrer ici dans l'examen des raisons anatomiques et anatomo-pathologiques qui montrent qu'il n'en
saurait être autrement, et dont la principale est la disposition même de l'artère utérine, qu'il vaut mieux aborder en
côtoyant et décollant son tronc qu'en se heurtant à ses branches, mais c'est un fait indiscutable.

Il est non moins indiscutable et non moins évident que,
en dehors des adhérences pathologiques qui peuvent fixer

l'utérus et les annexes aux parties voisines, le principal moyen d'union de l'utérus, le seul même pourrait-on dire, est l'insertion vaginale du col qui fixe celui-ci d'une manière invincible aux parties molles, mais inébranlables, du plancher pelvien.

Dans l'hystérectomie subtotale, qui, en dehors du cancer et de certains cas exceptionnels comme les fibromes envahissant les lèvres du col, par exemple, est la seule qu'il faille exécuter, il ne faut pas, bien entendu, toucher à l'insertion vaginale du col. Mais la section du col, en dehors de l'isthme utérin, infiniment plus simple et plus rapide, a les mêmes effets, et dès que le col est séparé du corps, celui-ci, avec les annexes qui l'accompagnent, ne tient plus aux parois pelviennes que par les ligaments larges, souples, élastiques, malléables, faciles à saisir avec une pince et à trancher d'un coup de ciseaux.

La manœuvre capitale à exécuter dans ce procédé consiste donc, avant tout, à aller sectionner l'isthme utérin, et à débarrasser ainsi de leurs attaches inférieures l'utérus et les annexes qu'il est alors extrêmement simple d'extirper complètement en coupant les ligaments larges.

Il est de toute évidence que le col ne peut être attaqué directement, avant section des ligaments larges, que par devant ou par derrière. L'attaque du col *par devant* présente certaines indications particulières et d'une très grande importance. J'y reviendrai plus loin. Mais dans le plus grand nombre de cas, c'est *par derrière* qu'il faut attaquer l'isthme.

Il est donc nécessaire, pour y parvenir, qu'il n'y ait point d'adhérences trop intimes entre l'utérus et les annexes et les parties voisines, et en particulier le rectum. Ces cas correspondent aux fibromes mobiles et faciles à attirer en avant, quel que soit leur volume, ainsi qu'aux annexites légères avec lésions prédominantes du côté des ovaires, ovarites scléro-kystiques ou petits kystes des deux ovaires, en un mot dans tous les cas de lésions bilatérales qui, tout en laissant libre et facilement accessible le cul-de-sac de Douglas, entraînent cependant le sacrifice de l'utérus.

TECHNIQUE. — 1° *Décollation postérieure.* — Supposons, pour fixer les idées, qu'il s'agisse d'un fibrome de moyen volume, facilement mobilisable. Les choses se passeraient d'ailleurs d'une façon identique s'il s'agissait d'un fibrome gros ou petit, ou d'annexites bilatérales peu adhérentes aux parties voisines.

La malade étant sur le plan incliné à 45°, le ventre ouvert et largement écarté, soit par la valve sus-pubienne, que je préfère, soit par tout autre appareil, qu'il est permis à d'autres de préférer, le chirurgien étant à gauche de la malade, la tumeur est attirée au dehors, et renversée autant que possible sur le pubis, soit avec un tire-bouchon, soit avec une pince appropriée.

Dans ces conditions, le cul-de-sac de Douglas se présente libre et facilement accessible, surtout si les anses intestinales sont bien refoulées vers le diaphragme avec les compresses que l'on emploie d'ordinaire pour cet usage. Quand l'œil plonge jusqu'au fond du Douglas, rien n'est plus simple que de voir l'isthme utérin. Les ligaments utéro-sacrés, dont la saillie antéro-postérieure est toujours facile à voir et à reconnaître, viennent en effet, à droite et à gauche, s'insérer sur les côtés du col, et la région lisse et légèrement bombée, qu'on aperçoit entre les insertions antérieures de ces deux ligaments, n'est autre chose que la face postérieure du col. Immédiatement au-dessous est la paroi vaginale, dans la région du cul-de-sac postérieur. Sous l'influence de la traction de l'utérus vers le haut, elle apparaît plane et même concave, contrastant singulièrement avec la convexité du col situé immédiatement au-dessus.

Plus haut, au-dessus du col, est la face postérieure de l'utérus qui va en s'élargissant de plus en plus. Entre la face postérieure du col et la face postérieure du corps utérin, au niveau du bord supérieur des ligaments utéro-sacrés qui convergent vers ce point, est une partie légèrement rétrécie, très facile à reconnaître quand on l'a vue une seule fois, et qui correspond précisément à l'isthme utérin : c'est sur ce point que devra porter la section.

Lorsqu'il s'agit d'un utérus normal, comme dans une annexite double, ou d'un fibrome régulier, il n'est pas possible de se tromper. Mais s'il s'agit d'un corps utérin plus ou moins irrégulièrement bosselé par des noyaux fibromateux de volume variable, il peut devenir un peu plus difficile de découvrir l'isthme utérin. On le reconnaît alors, non pas à l'œil, mais au doigt. L'index, porté dans le fond du Douglas, entre les deux ligaments utéro-sacrés, déprime en avant la paroi postérieure du vagin, souple et inconsistante. En remontant vers l'utérus, le doigt sent bientôt la saillie du col qui résiste et ne saurait être confondue avec la paroi vaginale. A deux centimètres et demi ou trois centimètres au-dessus du point où commence le col, se trouve l'isthme utérin.

Celui-ci, je le répète, est très facile à repérer et à découvrir. Si on n'y parvient pas, comme cela peut arriver dans certains fibromes bosselés et irréguliers, il faut renoncer à ce procédé et en employer un autre, et parmi les autres le meilleur est celui de Kelly, auquel nous avons, en France, pris l'habitude de donner le nom de procédé américain.

Lorsqu'on est sûr de bien avoir sous les yeux la face postérieure de l'isthme utérin, on prend de gros ciseaux courbes à pointes mousses, et en deux ou trois coups, quelquefois même en un seul, on tranche cet isthme utérin (fig. 1). C'est la manœuvre capitale, la section première du col,

2

comme je disais autrefois, la décollation utérine, comme je tiens à dire aujourd'hui.

Il est extrêmement facile de faire cette section sans risque aucun pour la vessie. D'abord, dans les cas ordinaires, c'est précisément au niveau de l'isthme que se trouve le

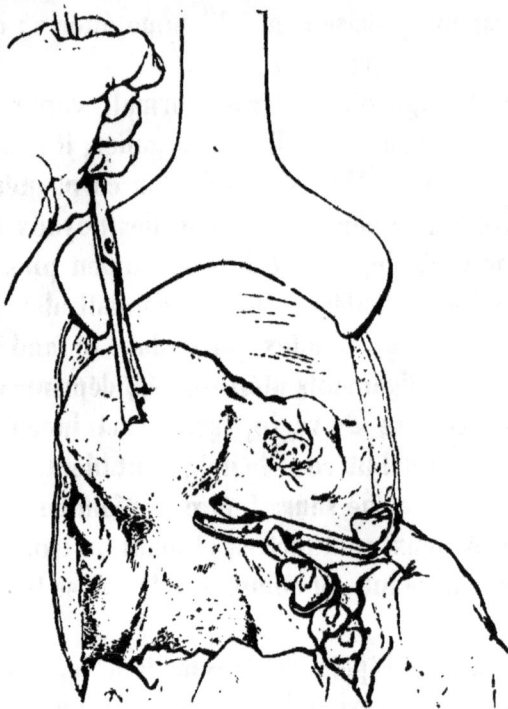

Fig. 1.

cul-de-sac péritonéal vésico-utérin et que cesse, par conséquent, le contact de la vessie et de l'utérus, de sorte que si même l'on dépassait, en avant, la face antérieure de l'utérus, dans le plus grand nombre des cas on tomberait au niveau du cul-de-sac vésico-utérin lui-même, ou même au-dessus de ce cul-de-sac, sans risquer d'intéresser la vessie.

Mais il y a mieux, et il est très facile de se rendre un compte exact de la profondeur à laquelle on se trouve dans l'épaisseur du tissu de l'isthme utérin. La traction sur le corps de l'utérus fait, en effet, bailler en arrière l'incision de l'isthme, la cavité centrale bientôt atteinte sert de point de repère, et, je le répète, à moins d'agir avec une impardonnable brutalité, il est pour ainsi dire impossible de blesser la vessie.

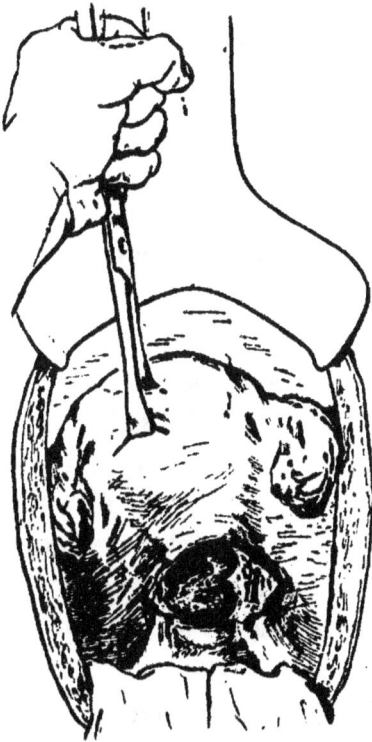

Fig. 2.

Dès ce moment, le col et le corps utérin se trouvent séparés l'un de l'autre, et si l'on tire sur le corps, on sent que la résistance invincible qui le maintenait fixé au fond du bassin a complétement disparu, il se laisse attirer vers le haut, retenu seulement par les ligaments larges, souples et qui se prêtent avec une admirable élasticité à tous les mouvements que l'on veut imprimer au corps de l'utérus (fig. 2).

On peut alors si l'on veut (et c'est une manœuvre que je recommande) saisir avec une pince de Museux la tranche du col utérin, de façon à l'avoir immédiatement sous la main dans la suite de l'opération. On peut aussi, si l'on y tient, cautériser dès maintenant, avec le Paquelin, la cavité utérine qui apparaît au centre de la section du col. Mais ces deux manœuvres ne sont pas indispensables, et j'ai coutume de ne les exécuter qu'immédiatement après m'être débarrassé des organes à enlever.

J'en dirai tout autant de la conduite à tenir vis-à-vis des artères utérines. En général, je ne m'en occupe que lorsque l'utérus est dans le bassin destiné à le recevoir. Il est cependant bon de connaître les diverses éventualités qui peuvent se produire.

Quelquefois — rarement — les ciseaux attaquant l'isthme peuvent sectionner une des artères utérines, qui montent parallèlement aux bords de cet isthme. Un jet de sang qui n'a rien de bien terrible en avertit, et rien n'est plus simple, si on tient à l'arrêter, que de pincer le vaisseau, qui est presque toujours bien visible dans l'angle de l'incision, avec une pince dont les mors doivent être assez courts et les branches assez longues. Puis, on reprend le décollation, qui n'en est pas plus compliquée.

Souvent, la décollation une fois terminée, les utérines donnent un peu de sang de chaque côté, et on peut, si on craint que l'hémorragie ne soit trop forte, l'arrêter immédiatement.

Souvent enfin, et c'est peut-être là le cas le plus fréquent, les utérines ne donnent rien. La section portant uniquement sur le col ne les a pas intéressées. Elles ont été intéressées par les manœuvres finales qu'il me reste à décrire, et lorsque la tumeur est enlevée, on les aperçoit toutes deux, de chaque côté du col, donnant à peine quelques gouttes de sang et prêtes à recevoir une pince ou une ligature.

Nous voici donc au moment où la décollation est terminée et où l'utérus ne tient plus que par les ligaments larges. Le feuillet péritonéal qui tapisse la partie postérieure de l'utérus et des ligaments larges est coupé transversalement au niveau de l'isthme sur quatre ou cinq centimètres environ. Le feuillet antérieur qui passe devant l'utérus et les ligaments larges et au niveau du cul-de-sac vésico-utérin est encore intact.

Dès ce moment, les manœuvres deviennent d'une simplicité plus grande encore et l'extirpation de l'utérus et des annexes n'est plus que l'affaire de quelques secondes.

La main gauche, soulevant toujours l'utérus avec énergie, de façon à ouvrir le plus largement possible l'espace qui sépare les deux segments de l'utérus divisé, on pousse alors délibérément deux ou trois doigts de la main droite — index et médius — index, médius et annulaire, au besoin, d'arrière en avant, la face palmaire en haut. Le bout des doigts vient immédiatement butter contre le feuillet péritonéal antérieur, au niveau du cul-de-sac vésico-utérin, qu'il effondre. Les doigts se trouvent alors en avant de l'utérus et des ligaments larges, le pouce étant resté en arrière. En portant la main vers la droite, on ramasse entre le pouce et l'index le ligament large droit, qui se trouve ainsi pédiculisé, et rien n'est plus simple que de l'isoler ainsi, en le soulevant de bas en haut, jusqu'à son insertion sur la paroi pelvienne en dehors des annexes (*fig.* 3).

Dans cette manœuvre, on entraîne souvent l'artère utérine dont les petites branches se rompent au moment où l'artère s'écarte des bords de l'utérus. Mais le tronc de l'artère ne se rompt pas, et il n'y a pas une goutte de sang, car l'anse tout entière est reportée en dehors et sectionnée seulement près de son anastomose avec l'utéro-ovarienne ou même complètement épargnée.

On saisit alors, avec la main gauche, le ligament large pédiculisé, pendant que la main droite, qui s'est armée d'une

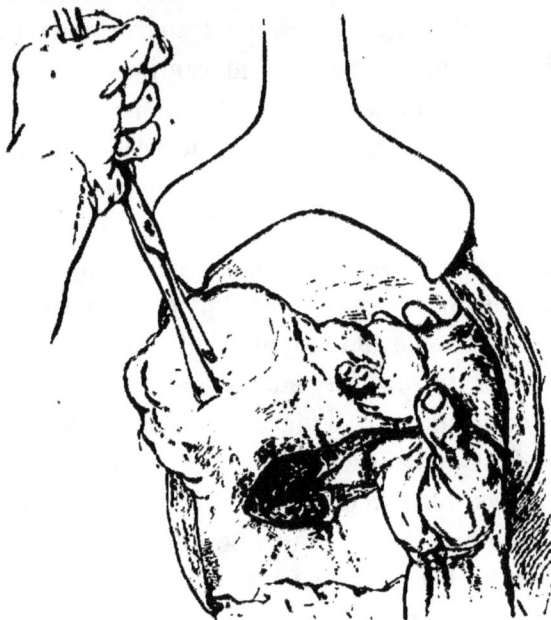

Fig. 3.

pince forte, étreint ce pédicule que l'on tranche ensuite d'un coup de ciseaux *(fig. 4)*.

L'utérus ne tenant plus à droite est alors basculé vers la gauche, le ligament large gauche se déroule, une pince le pédiculise en dehors des annexes et un dern'er coup de ciseaux suffit à séparer complètement le bloc utéro-annexiel *(fig. 5)*.

La première partie de l'opération est terminée. Il ne reste plus qu'à faire les ligatures, à fermer par des surjets attentifs le col et le péritoine pelvien et à achever l'opération de la façon qui paraît à chacun la meilleure et la plus correcte.

Telle est l'hystérectomie par décollation, extrêmement simple, je le répète, qu'il s'agisse d'un fibrome ou d'annexites doubles, peu adhérentes et facilement mobilisables,

2° *Décollation antérieure.* — Mais la décollation utérine n'est pas seulement applicable aux cas simples. Il est, en

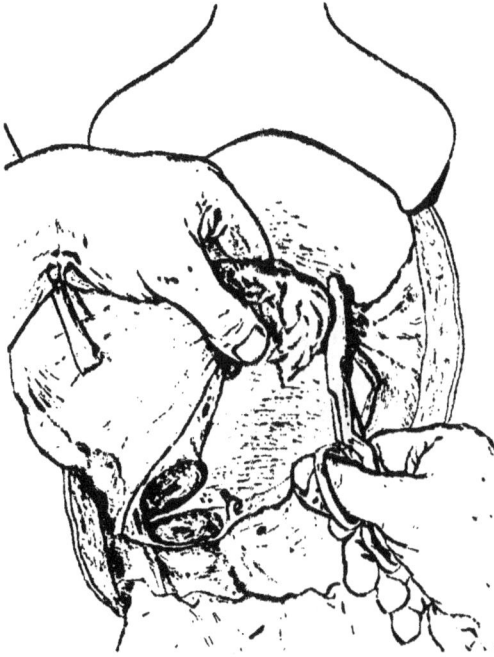

Fig. 4.

effet, toute une série de cas, et des plus difficiles, dans lesquels elle peut rendre d'inappréciables services et permettre de mener à bonne fin des opérations presque impraticables par tous les autres procédés. Ce sont ces cas, qu'il s'agisse de fibromes ou d'annexites, dans lesquels la tumeur, loin d'être libre et accessible par derrière, au niveau du Douglas, est, au contraire, adhérente en arrière, enclavée, rétrofléchie, et où il est, en un mot, absolument impossible de l'attirer en avant, fixée qu'elle est d'une manière invincible, soit par des adhérences, soit par tout autre mécanisme, au rectum et aux parties profondes de l'excavation sacrée.

Dans ces conditions, ce n'est plus par derrière que le chirurgien ira, avant toute autre manœuvre, sectionner le col, c'est par devant, au niveau du cul de-sac vésico-utérin, qui

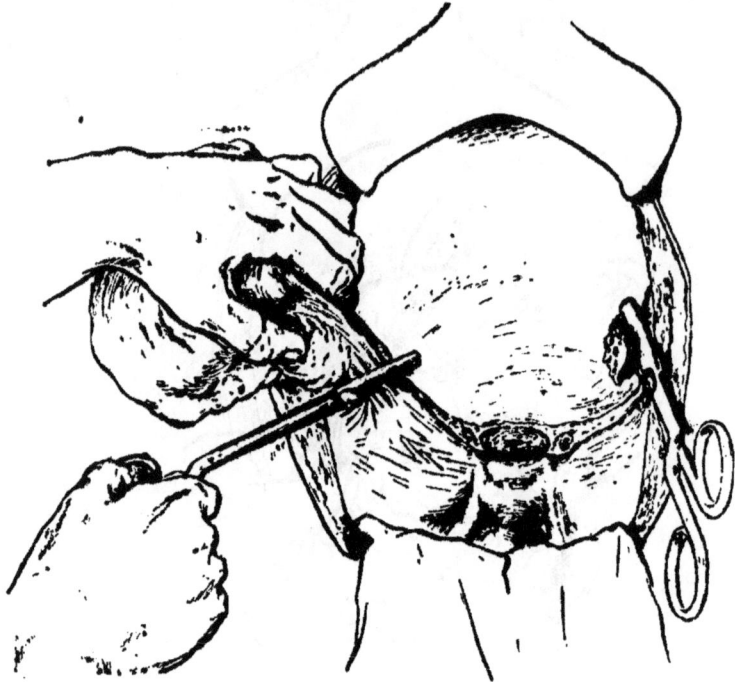

Fig. 5.

est alors presque toujours facilement accessible, et même parfois comme projeté en avant, derrière la symphyse pubienne (fig. 6).

Dans ces conditions, une bonne pince de Museux est amarrée sur la partie inférieure du corps de l'utérus, au-dessus de l'isthme, à un centimètre au-dessus du cul-de-sac vésico-utérin, et avec des ciseaux courbes on sectionne l'isthme d'*avant en arrière*, ce qui se fait sans risques comme

sans difficultés. Il est alors, en général, assez simple, et je
le dis par expérience. d'amener en avant la partie inférieure
du corps de l'utérus, d'introduire les doigts derrière lui, et
de décoller ainsi, en allant de bas en haut, des adhérences
qui paraissaient presque invincibles lorsqu'on voulait les
attaquer de haut en bas ; cela est d'autant plus facile à

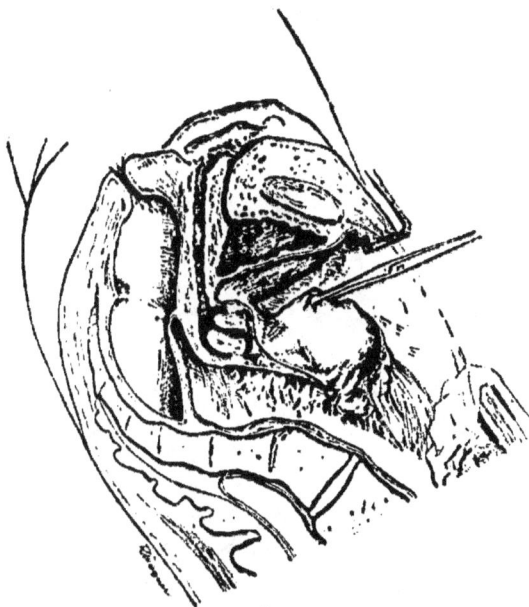

Fig. 6.

comprendre que très souvent, presque toujours même, pourrait on dire, le fond du Douglas, dans lequel on pénètre
immédiatement dès la décollation utérine, est libre d'adhérences, et que la face postérieure du corps utérin ne tient
pas aux parties voisines, même lorsque le fond de l'utérus et
les annexes leur sont unis par un épais feutrage d'adhérences inextricables *fig. 7*).

Je n'insiste pas davantage sur ce point qui, d'ailleurs,
n'est pas inconnu. Howard A. Kelly l'a bien vu, et il a publié

une très belle figure à l'appui de l'observation d'un fibrome dont le pôle supérieur adhérait aux intestins, et qu'il enleva, ne pouvant l'isoler vers le haut, en commençant par sectionner transversalement le col, d'avant en arrière. La tumeur fut ensuite isolée de bas en haut, ce qui facilita singulièrement une opération très difficile.

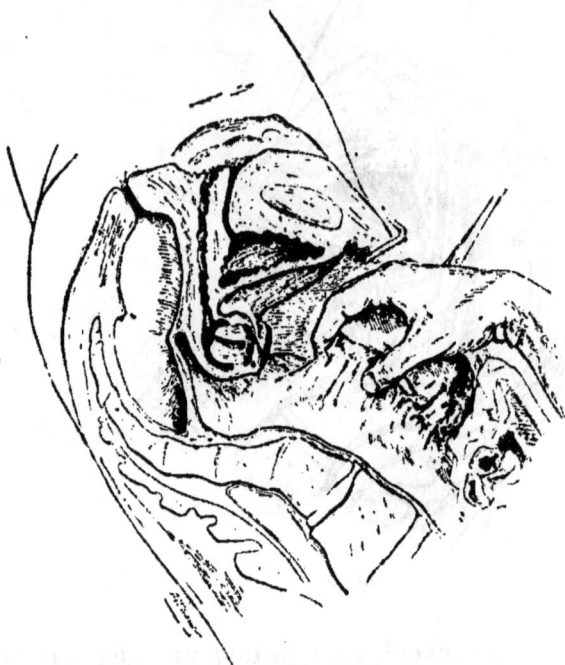

Fig. 7.

Le même chirurgien conseille encore, dans certaines annexites englobant complètement l'utérus, de couper d'abord transversalement le col, toujours d'avant en arrière, pour pouvoir ensuite diviser l'utérus de bas en haut sur la ligne médiane, et pratiquer, en fin de compte, une hémisection complète.

Dans ces cas difficiles, et dans lesquels les lésions anatomiques affectent une disposition tout à fait particulière, les indications de la décollation utérine, par voie antérieure, sont donc des plus évidentes, puisqu'elle seule permet de sortir avec aisance d'une situation pleine de difficultés Mais il faut reconnaître que ces indications sont assez rares. Dans les autres cas, les cas faciles dont j'ai parlé au début, la décollation, par voie postérieure cette fois, présente des indications moins urgentes, puisque tous les procédés permettent, en somme, de mener à bien ces opérations faciles ; mais elle donne à l'hystérectomie abdominale un tel caractère de simplicité, de facilité et d'élégance, que je ne puis m'empêcher de la recommander sérieusement. »

C'est ainsi que l'auteur nous présente son procédé. Nous faisons remarquer dès maintenant :

1° Que le principal avantage du procédé est de prendre les adhérences *de bas en haut* et des deux côtés ;

2° Que l'auteur se réserve, suivant les cas, de passer en avant ou en arrière pour sectionner le col : d'où deux variétés : antérieure et postérieure ;

3° Que, d'après l'auteur lui-même, dans les cas difficiles, son procédé variété antérieure sera indispensable pour arriver au but ;

4° Que, dans les cas faciles, la variété postérieure sera seulement utile, c'est-à-dire plus simple et plus expéditive que les autres procédés.

Nous allons voir maintenant l'auteur à l'œuvre. J'ai pris quelques observations des plus intéressantes parmi les nombreuses et semblables que M. Jean-Louis Faure a eu l'obligeance de vouloir bien m'envoyer.

Observation Première[1]

Mme M..., cuisinière.

Interrogatoire. — La malade entre dans le service pour des douleurs abdominales et pelviennes qu'elle ressent depuis trois ans. Elle ne présente aucun trouble de la menstruation et n'a pas de pertes d'une autre nature. Elle n'a pas eu de grossesse et son passé génital est nul.

Signes physiques. — Le toucher vaginal, combiné à la palpation abdominale, rendue très difficile par l'épaisseur et la résistance des parois, permet de reconnaître un utérus normal, des annexes droites normales. A gauche, on sent, prolabé légèrement dans le Douglas, un ovaire légèrement douloureux, gros et irrégulier.

Opération faite en novembre 1902.

Laparotomie médiane sous-ombilicale.

Après ouverture de la paroi (très épaisse), on constate que l'utérus est normal de volume, d'aspect et de situation. Les trompes sont normales. Quant aux ovaires, le gauche présente un petit papillome sur sa face libre, gros comme un haricot. Le second ovaire est légèrement augmenté de volume et kystique. M. Faure se décide à enlever les annexes.

L'utérus est dégagé par section première du col. Ceci fait, les annexes sont décollées de chaque côté de bas en haut. Fermeture du col, surjet au catgut sur le péritoine.

Pas de drainage.

[1] Toutes ces observations viennent du cahier de l'Hôtel-Dieu.

Fermeture de la paroi en trois plans : surjet de catgut sur le péritoine — points séparés de catgut prenant muscle et aponévrose — crins prenant la peau, le muscle et l'aponévrose dans l'intervalle des points de catgut.

Suites opératoires. — Excellentes, aucun incident. La malade quitte le service le 4 décembre 1902 complètement guérie.

OBSERVATION II

Utérus fibromateux. — Annexite ancienne

, Mme A..., 42 ans, couturière.
Entrée le 14 novembre 1902.

Passé génital. — Accouchement pénible. A la suite, pertes génitales, douleurs bas-ventre. Réglée à 15 ans : abondamment jusqu'au mois d'octobre 1902, moment où les règles prennent un caractère hémorragique. En effet, le 12 octobre et le 12 novembre, la malade voit beaucoup plus que d'habitude. Elle est dans le sang pendant quinze jours et à partir de chacune des dates indiquées. La malade a, depuis la fin de septembre, des douleurs très fortes dans le bas-ventre. Ces douleurs s'irradient aux lombes, aux cuisses.

Etat actuel. — Utérus remontant à trois travers de doigt au-dessus du pubis. On sent sur la face antérieure de l'utérus plusieurs petites masses irrégulières du volume d'une noix, dont une est très mobile et siège à gauche. Douleur provoquée et très prononcée dans le cul-de-sac postéro-latéral droit.
Diagnostic au lit de la malade : Fibrome.

Opération faite le jeudi 27 novembre 1902.

Laparotomie médiane sous-ombilicale. Après ouverture de la paroi abdominale, on constate que l'utérus présente plusieurs petits fibromes sous-péritonéaux, les uns faisant simplement une légère saillie, les autres saillants et pédiculés. Le fond de l'utérus et sa face antérieure sont libres. Au contraire, la face postérieure présente des adhérences avec la trompe et l'ovaire droits augmentés de volume et adhérents aux parties voisines. Ces annexes sont décollées, puis on pratique la section du col. Après cette section, on achève le décollement de bas en haut.

Ligature des pédicules au catgut. Fermeture du col par un surjet au catgut. On place un gros drain sans mèches.

Fermeture de la paroi en trois plans (méthode de J.-L. Faure).

Suites opératoires. — On retire le premier drain le 2ᵐᵉ jour, et le suintement continuant, on en remet un second plus petit, que l'on retire le 8ᵐᵉ jour.

La malade part le 20 décembre en pleine convalescence.

OBSERVATION III

Ovaires scléro-kystiques douloureux

Mlle D..., réglée à 15 ans 1/2, mariée à 20 ans, une grossesse à terme à 22 ans. La malade n'a d'autres antécédents locaux que des douleurs abdominales légères, depuis 7 ans 1/2, ressenties dans le petit bassin avec irradiations aux lombes et dans les membres inférieurs

Règles normales, pas de pertes.

Signes physiques. — Le toucher vaginal dénote un utérus un peu gros, légèrement douloureux, avec un ovaire scléro-kystique prolabé dans le cul-de-sac de Douglas.

Les trompes paraissent saines. Les annexes gauches paraissent saines, au moins cliniquement.

Opération faite le jeudi 27 novembre 1902.

Laparotomie médiane sous-ombilicale Après ouverture de l'abdomen, on constate que les ovaires de chaque côté sont adhérents aux parties voisines et augmentés de volume.

M. Faure se décide à faire l'hystérectomie.

L'utérus est enlevé par section première du col.

Ligature des pédicules au catgut n° 2. Fermeture du col et du péritoine. Pas de drainage. Fermeture de la paroi en trois plans (procédé de J.-L. Faure).

Suites opératoires. — Absolument régulières. Enlèvement des fils au 10ᵐᵉ jour. Réunion par première intention. La malade sort complètement guérie le 20 décembre.

OBSERVATION IV

Fibrome utérin.— Pyosalpynx bilatéral

Mme V..., 39 ans.

Entrée le 17 novembre 1902 pour une tuméfaction abdominale survenue, dit-elle, brusquement.

Passé génital. — Réglée à 14 ans, mariée à 18 ans. Pertes abondantes pendant la première année de mariage. Depuis, rien d'anormal; pas de grossesse, pas de maladies générales importantes.

Début. — Il y a trois semaines, la malade dit avoir ressenti dans le bas-ventre une douleur brusque, s'être palpé l'abdomen, et avoir ainsi reconnu une tuméfaction de gros volume qu'elle ne se connaissait pas. Il n'y avait pas eu interruption des règles, il n'y eut pas perte sanguine à ce moment. Un peu de fièvre. En raison de l'apparition soudaine de la maladie, le médecin appelé soupçonna une hématocèle et l'envoya à l'hôpital.

Signes physiques — Inspection : ventre globuleux, pointu, le point le plus élevé étant à gauche et en bas de l'ombilic.

Palpation : Tuméfaction surtout dure à droite, plus dépressible à gauche, à limites nettes, arrivant en haut à l'ombilic, concave en bas, et remplissant la partie interne des deux fosses iliaques. Pas de fluctuation appréciable.

Toucher et palper : Le col est abaissé, collé contre la face postérieure de la symphyse, l'utérus petit, très mobile sur la tumeur. Dans le cul-de-sac postérieur, masse de consistance rénitente, se continuant avec la masse abdominale. On ne sent pas les annexes.

Symptômes fonctionnels et généraux. — Douleurs très légères. Température : 39° à son entrée à l'hôpital, tombe les jours suivants à la normale. Pas de pertes de nature quelconque. Constipation prononcée. Pas de troubles vésicaux.

Diagnostic. — On pense à une hématocèle volumineuse avec une tumeur quelconque antérieure à cette hématocèle.

On fait une colpotomie postérieure qui évacue un demi-verre de pus. Mais la tuméfaction abdominale n'est pas diminuée par cette intervention.

Aussi, quelques jours plus tard, M. Faure intervient-il à nouveau (29 nov.)

Opération faite le samedi 29 novembre 1902.

Ce n'est qu'après avoir tenté une colpotomie sans résultat que M. Faure se décide à faire une hystérectomie abdominale. Etant donnée l'histoire de la malade, on croyait à une hématocèle. La première colpotomie n'avait donné issue qu'à un demi-verre de pus, et la majeure partie de la tumeur persistait. Aussi M. Faure espérait-il compléter la première colpotomie et évacuer la poche restante. Or, en pénétrant par l'orifice de la première colpotomie et en perçant à la pince ce qui semblait être une seconde poche superposée, M. Faure sentit nettement qu'il pénétrait dans une tumeur consistante ; d'ailleurs quelques grammes de sang rouge seulement s'écoulèrent.

M. Faure se décide alors à la voie abdominale.

La paroi étant ouverte, on tombe sur une poche grosse comme une tête fœtale, et adhérente par de la péritonite séreuse aux anses grêles et à l'épiploon. La poche est évacuée au trocart : elle contient du pus. Il s'agit d'un pyosalpynx droit. La poche, adhérant fortement au plancher pelvien, au rectum, M. Faure pratique la section du col et renverse l'utérus en arrière pour continuer par en bas le décollement de la poche droite. C'est alors que l'on s'aperçoit que la face postérieure de l'utérus est flanquée d'un fibrome occupant le Douglas : c'est lui dans lequel on avait pénétré en pratiquant la 2me colpotomie. On constate aussi à ce moment que la trompe droite est kystique : mais son contenu n'existe plus, il a été évacué par la première colpotomie.

L'utérus ayant été sectionné de son attache inférieure, l'opération continue, laborieuse, car beaucoup d'adhérences solides unissent les deux trompes aux parois pelviennes. Au cours de ce travail, un peu de pus s'écoule par de petites ouvertures faites forcément au niveau des trompes malades et friables.

Enfin, utérus, fibrome et annexes sont enlevés. Un gros drain avec mèche est passé par l'orifice du Douglas fait lors de la première colpotomie. Un Mickulicz est placé dans le petit bassin et sort par l'orifice abdominal.

Le col n'est pas suturé ; le péritoine non plus, étant donné le défaut d'étoffe suffisante. — Fermeture de la paroi en un seul plan.

Suites opératoires. — Le drain vaginal est conservé, on se contente d'enlever la mèche vaginale le 2me jour. — Le Mickulicz est enlevé le 3me jour ; on laisse un petit drain.

Enlèvement du drain deux jours après.

A partir de ce moment, suites absolument régulières. La malade sort complètement guérie fin décembre.

OBSERVATION V

Ovaires scléro-kystiques

Mlle R.., 27 ans., fille de salle.

Passé génital. — Réglée à 18 ans. Règles très irrégulières et de durée variable ; parfois la malade voit beaucoup, parfois relativement peu.

Fausse couche de 4 mois 1/2 en 1898. — Après l'avortement, douleurs dans le bas-ventre et dans les flancs, pertes blanches. Ces troubles se font sentir chez la malade d'une façon modérée, mais souvent ils présentent une recrudescence assez marquée.

Maladie actuelle. — Date, d'après la malade, de la fausse couche, et se caractérise par les symptômes décrits, lesquels ont dernièrement augmenté d'intensité au point d'empêcher la malade de marcher et dormir.

Examen physique. — Utérus légèrement augmenté de volume, culs de-sac latéraux douloureux.

Opération faite le 4 décembre 1902.

Laparotomie médiane sous-ombilicale. Aussitôt la paroi abdominale ouverte, on constate que de chaque côté les ovaires sont scléro-kystiques et fixés aux parois pelviennes par des adhérences anciennes. Les trompes portent également les traces d'une affection passée : elles sont vasculaires et présentent, à droite, une dilatation kystique, grosse comme une fève, à gauche, une dilatation grosse comme un haricot.

M. Faure se décide à faire l'hystérectomie. L'utérus est enlevé par section première du col. Le décollement des annexes se fait sans difficultés de bas en haut

Ligature des pédicules au catgut. Fermeture du col. Fermeture du péritoine. Fermeture de la paroi en trois plans (procédé de Faure) sans drainage.

Suites opératoires. — Rien d'anormal.

Sort complètement guérie le 27 décembre 1902.

OBSERVATION VI

Annexite bilatérale. Polype utérin

Mme F.. , entrée à l'hôpital pour douleurs abdominales très vives ressenties depuis dix ans, et pertes rougeâtres abondantes depuis un an.

Antécédents héréditaires : rien de spécial.

Antécédents personnels : Rougeole, coqueluche, congestion pulmonaire, de 6 à 13 ans. Fièvre typhoïde à 13 ans. Réglée à 13 ans.

Mariée à 28 ans : trois enfants.

Trois fausses couches : une à 8 mois, une à 5 mois, une à 8 mois.

Depuis ce moment, douleurs, pertes, prolapsus utérin léger que l'on réduit et qui s'améliore. La malade, souffrant toujours, entre enfin à l'hôpital

Toucher. — Utérus très gros, gonflé en ballon, arrivant presque à l'ombilic. Annexes droites et gauches à peu près normales. Utérus fortement abaissé, très douloureux, dur, parfaitement mobile, comprimant le rectum, d'où constipation opiniâtre. Le col est légèrement entr'ouvert. État général bon.

En raison des pertes rouges abondantes en ce moment et très fétides, on songe à un néoplasme utérin. Puis, les pertes rouges faisant place à une hydrorrhée intense, on s'arrête au diagnostic de fibrome intra-cavitaire. L'hystéromètre ne donne pas de renseignements utiles.

Température normale, phénomènes généraux nuls, santé générale bonne.

Opération le 11 décembre 1902.

Laparotomie médiane sous-ombilicale. L'abdomen ouvert, on aperçoit l'utérus augmenté de volume et de chaque côté, les annexes grosses, sclérosées, adhérentes à l'utérus en arrière, et aux parties voisines périphériques par de vieilles adhérences. On détache d'abord les adhérences à l'utérus (face postérieure), puis on pratique la section du col utérin. Cette section, ouvrant la cavité utérine, laisse apercevoir par l'ouverture de cette cavité un polype intra-utérin. Les annexes sont peu à peu décollées de bas en haut. Une petite dilatation tubaire est ouverte et donne un peu de pus.

Nettoyage du petit bassin, drain et Mickulicz. Fermeture

au catgut du col, du péritoine et de la paroi en trois plans (procédé de Faure).

Suites opératoires.—Enlèvement du drain trois jours après, du Mickulicz le lendemain. On serre le fil d'attente. Teinture d'iode. Au bout de dix jours tout est terminé. Enlèvement des fils. Dans la suite, absolument rien d'anormal.

OBSERVATION VII

Annexite Bilatérale

Mme M., 26 ans.

Passé génital.—Réglée à 16 ans, règles irrégulières, abondantes, d'une durée de six jours. Elles viennent par intervalles d'un mois, un mois et demi, deux mois. A 18 ans, un retard de trois mois. — La malade a eu deux enfants. Les accouchements se sont passés sans aucun incident, mais quelque temps après, des pertes blanches sont apparues.

Etat actuel.—La malade souffre dans le bas-ventre, surtout dans la fosse iliaque droite. Le toucher et le palper révèlent : 1° une masse formée par les annexes prolabées dans le cul-de-sac postérieur ; 2° une masse grosse comme un œuf de poule, couchée dans le cul-de-sac latéral droit ; 3° ces deux masses sont douloureuses.

Opération le 11 décembre.

Laparotomie médiane sous-ombilicale. L'abdomen ouvert, on aperçoit les annexes augmentées de volume des deux côtés, de la grosseur d'une petite mandarine. Ces annexes sont, de plus, adhérentes aux parties périphériques du pelvis, mais non au rectum. Le décollement des annexes laisse ouvrir une dilatation tubaire contenant une cuillerée de pus.

Fermeture du col au catgut, du péritoine et de la paroi en trois plans (Faure). On met un drain et un Mickulicz

Suites opératoires. — La malade quitte le service sans avoir présenté absolument rien d'anormal après l'opération.

Observation VIII

Extrait de la *Gynécologie* du 15 août 1903

Protection automatique de l'uretère dans l'hystérectomie par décollation

Mme X..., 30 ans.

A présenté, il y a deux ans, les premiers signes d'une tumeur pelvienne qui a pris, depuis cette époque, et surtout dans ces derniers temps, un développement rapide.

A son entrée à l'hôpital, le ventre est distendu par une tumeur arrondie qui dépasse l'ombilic et semble à peu près exactement régulière. Elle est rénitente et donne la sensation d'un kyste de l'ovaire.

Au toucher, les phénomènes sont beaucoup plus difficiles à interpréter. L'utérus est situé tout à fait en avant, le col, immédiatement derrière la symphyse, est facilement senti, en même temps que les doigts vaginaux, par la main qui explore la région sus-pubienne. Le corps et le fond de l'utérus ne peuvent être isolés et se perdent dans la tumeur, bien qu'il soit facile de se rendre compte qu'ils doivent être immédiatement derrière la paroi abdominale mince et distendue.

Le cul-de-sac postérieur est rempli par une tumeur très volumineuse qui encombre complètement le bassin et repousse le col en avant. Cette tumeur est arrondie, rénitente et fait corps avec la tumeur abdominale. En somme, le diagnostic le plus probable semble être celui de kyste de l'ovaire. Mais l'adhérence absolue avec le corps utérin fait également penser à la possibilité d'un fibrome développé principalement aux dépens de la paroi utérine postérieure.

Opération le 28 août 1903.

Incision médiane dépassant l'ombilic par en haut. L'aponévrose incisée, je vais à 3 ou 4 centimètres au-dessous de l'ombilic à la recherche du péritoine. J'avance avec beaucoup de précaution et de lenteur, le tissu cellulaire que l'on rencontre d'ordinaire entre l'aponévrose et le péritoine ne me semblant pas avoir son aspect ordinaire. Au bout d'un instant, je pénètre dans une cavité et je m'aperçois qu'il s'agit de la vessie. Celle-ci est, en effet, complètement adhérente à la tumeur, et a été entraînée par elle jusqu'à l'ombilic. Elle est d'ailleurs vide. Je me mets en devoir d'aller chercher son sommet près de l'ombilic, de séparer sa paroi postérieure de la tumeur à laquelle elle adhère, ce que je ne peux faire qu'en m'aidant des ciseaux. Puis je ferme l'ouverture par deux plans de suture au catgut.

J'ai alors sous les yeux une tumeur recouverte de tous côtés par l'épiploon et les instestins adhérents.

Après avoir séparé ces organes vers le pôle supérieur gauche de la tumeur, elle m'apparaît rénitente et avec tous les caractères d'un kyste de l'ovaire. Je la ponctionne avec un fin trocart, et je retire environ un litre et demi d'un liquide noirâtre. Quand cette grande poche est vidée, il m'est facile de voir qu'il s'agit de kystes multiloculaires remplissant la totalité du bassin et adhérant à tous les organes : rectum, parois pelviennes et utérus. Le fond de l'utérus et sa paroi postérieure font, en effet, corps avec la tumeur, ce qui correspond aux signes déjà donnés par l'examen clinique.

En détachant les adhérences qui unissent le pôle supérieur gauche de la tumeur à la paroi pelvienne du même côté, j'effondre le feuillet pariétal du péritoine, au point où il recouvre les vaisseaux iliaques externes, et je mets ceux-ci à nu. Le doigt, passant en dehors de ce feuillet accolé à la tumeur, le repousse en dedans, avec l'uretère qui lui adhère et qu'il entraîne.

Jugeant que les manœuvres que je pourrais faire en ce point seraient inutiles et même dangereuses, je prends immédiatement le parti de débarrasser l'ensemble de cette tumeur utéro-annexielle de son principal point d'attache, et, d'un coup de ciseaux, je tranche immédiatement au niveau de l'isthme le col utérin, très accessible puisqu'il était situé, je l'ai dit, derrière la symphyse, l'abaissement de la vessie le laissant d'ailleurs parfaitement exposé. La section de la cavité utérine est cautérisée au Paquelin. Une pince est amarrée sur la partie inférieure de l'utérus, au niveau de la section de l'isthme. Je le renverse alors en l'attirant vers le haut, et je commence à décoller de bas en haut le bloc formé par l'utérus et les kystes annexiels qui lui adhèrent absolument.

Ces manœuvres sont faciles, le décollement se fait à merveille. Le cul-de-sac de Douglas se vide sans efforts et je termine en attaquant par dessous les adhérences à l'S iliaque qui se laissent séparer sans difficultés, sauf en un point où je crois prudent de laisser un petit morceau de la paroi kystique, absolument indécollable.

Au cours de cette manœuvre, je retrouve le feuillet péritonéal qui tapisse la paroi pelvienne gauche, feuillet que j'avais décollé de cette paroi dès le début des manœuvres intrapelviennes, et qui avait entraîné avec lui dans le centre du bassin l'uretère accolé à sa face externe. Mais maintenant ce même feuillet est abordé par sa face interne et il est repoussé en dehors, vers la paroi pelvienne, avec l'uretère qui est ainsi replacé dans sa situation normale.

La tumeur enlevée, le col est fermé par un surjet au cat-gut, le péritoine pelvien très délabré est reconstitué aussi exactement que possible ; je draine et je ferme la paroi par trois plans de suture.

Guérison sans incident.

Remarques de l'opérateur. — Pour ceux qui savent voir, cette observation présente, au point de vue technique, un intérêt capital, et c'est ce qui m'engage à la publier ici (dans la *Revue de Gynécologie*) avec les quelques réflexions qu'elle comporte.

Elle montre, en effet, d'une façon saisissante, un des avantages qu'il y a à attaquer l'utérus par son pôle inférieur, et à l'enlever, en le décollant de bas en haut d'avec les organes auxquels il adhère.

Ces avantages sont multiples, et il suffit d'avoir fait quelques opérations en suivant cette technique pour se rendre à l'évidence.

Les chirurgiens, et ils sont nombreux, qui emploient le procédé de Kelly, savent avec quelle facilité l'utérus basculé se décolle de bas en haut, dans la seconde partie de l'opération, après la section transversale de l'isthme utérin.

Il n'y a aucune comparaison possible entre la facilité que l'on a à décoller et à pédiculiser un ligament large et les vaisseaux qu'il contient, en l'attaquant de bas en haut, ou, au contraire, de haut en bas.

C'est là un point que je considère comme démontré, et c'est lui qui donne à l'hystérectomie par décollation ou à l'hystérectomie par hémisection, lorsqu'elles sont indiquées, leur supériorité sur les autres procédés.

Dans l'opération précédente, qui constituait un des cas les plus adhérents et les plus difficiles qu'il m'ait été donné d'opérer, la décollation, faite cette fois d'avant en arrière, m'a donné des facilités vraiment extraordinaires, et m'a permis de terminer très rapidement et sans encombre une opération dont les débuts avaient été extrêmement laborieux, et qui, par les procédés ordinaires, eût été, je ne dis pas impossible, mais hérissée de difficultés.

Mais il y a plus, et il est un autre point que la même observation met bien en lumière, et que, pour ma part, il ne m'a jamais été donné d'observer aussi clairement. C'est sur ce point que je veux insister ici.

C'est la façon particulièrement sûre avec laquelle la décollation permet d'aborder l'uretère.

Quand, après avoir sectionné le col utérin, avant toute autre manœuvre, on introduit les doigts dans la base du ligament large, sur les côtés du col, pour remonter le long des bords de l'utérus en pédiculisant le ligament large, l'uretère reste forcément et nécessairement en dehors, loin des instruments, des pinces, des ligatures, à l'abri des blessures toujours possibles et toujours graves. Il y a là un véritable mécanisme de protection automatique.

Au contraire, lorsqu'on attaque le ligament large par en haut, pour peu que le cas soit un peu difficile et que les annexes adhèrent au péritoine de la partie latérale du bassin, la situation change et voici ce qui peut se passer : Après pincement et section du pédicule utéro-ovarien et du ligament rond, le doigt entre dans la partie supérieure et externe du ligament large, au niveau du détroit supérieur En descendant vers la base du ligament large, en bas et en dedans par conséquent, il refoule en dedans le feuillet du péritoine qui recouvre la paroi latérale du bassin et s'applique sur les vaisseaux. Si bien que, dans un grand nombre de cas, ces vaisseaux eux-mêmes, artère et veine iliaques externes, sont mis à nu.

Or, et j'attire l'attention sur ce point, l'uretère est intimement accolé à ce feuillet péritonéal ; presque toujours le doigt qui repousse ce feuillet repousse en même temps l'uretère en dedans, vers le bord de l'utérus, en le séparant des vaisseaux iliaques sur lesquels il repose normalement. Le doigt passe donc entre les vaisseaux en dehors et l'uretère en dedans. Pour peu qu'il y ait un peu de sang, de la graisse, un jour médiocre, l'uretère collé contre la face externe du péritoine pelvien latéral passe inaperçu et il se trouve refoulé contre les bords de l'utérus et contre le col, au niveau duquel une manœuvre opératoire ultérieure pourra le rencontrer et le blesser.

Dans l'observation actuelle, j'ai parfaitement pu m'en rendre compte, au début de l'opération, au moment où j'ai attaqué par en haut le ligament large gauche. Au contraire, lorsqu'un peu plus tard j'ai abandonné mon premier plan pour sectionner le col et attaquer le ligament large par en bas, j'ai rencontré et repoussé en dehors le feuillet pelvien latéral, portant l'uretère collé sur sa face externe, éloignant ainsi de la zone dangereuse cet organe qu'il faut respecter.

Il est donc permis d'affirmer que si, dans l'hystérectomie abdominale, l'attaque de bas en haut par quelque procédé qu'on la réalise, facilite beaucoup les manœuvres opératoires, elle possède en outre un avantage capital, celui de mettre l'uretère à l'abri de toute atteinte en le repoussant en dehors, loin du foyer opératoire.

STATISTIQUE

DUE A LA BIENVEILLANCE DE M. JEAN-LOUIS FAURE

(Ce tableau résume toutes les hystérectomies par décollation, faites par l'auteur depuis qu'il emploie le procédé)

Fibromes :

	Guérisous	Morts
Décollation postérieure....... 24 =	20 —	4
— antérieure........ 1 =	1 —	0

Causes de la mort :

50 ans) Une broncho-pneumonie chez une femme épuisée, sans accidents péritonéaux.

60 ans) Une embolie au 8ᵐᵉ jour, avec troubles cardiaques consécutifs, et mort le 12ᵉ.

64 ans) Une septicémie : il s'agissait d'un fibrome intra-utérin sphacélé.

45 ans) Dans accidents infectieux ayant fait leur apparition vers le 10ᵉ jour et dans angine très nette.

Toutes ces malades, en mauvais état, opérées à cause des accidents déterminés par le fibrome.

Annexites doubles :

	Guérisons	Morts
Décollation postérieure........ 34 =	34 —	0
— antérieure....... 5 =	5 —	0
Total.... .... 64 =	**60 —**	**4**
Soit................. 100 =	93,75 —	6,25

CHAPITRE III

Critique

Maintenant que nous connaissons le procédé avec les résultats, il appartient de le comparer aux autres et d'en appré-
cier les défauts.

a *Originalité.* — Ce qui nous frappe d'abord, c'est sa
ressemblance avec ce que Doyen a déjà fait depuis longtemps.
Procédé de Doyen :

1° Fibrome et utérus sont attirés sur le pubis.

2° Ouverture du cul-de-sac postérieur sur une pince vaginale, saisie par une érigne spéciale du museau de tanche
qui, tiré en haut, apparaît entre les lèvres de la plaie vaginale. Libération complète. En tirant sur le col et s'aidant de
l'index droit, on détache le col de la vessie.

3° Avec l'index gauche, on charge le ligament large droit
d'avant en arrière en passant par dessous On coupe. On
déroule l'utérus.

Voici comment Doyen, dans sa *Technique Chirurgicale* 1897,
page 565, raconte une de ses opérations :

« Le col, saisi par la boutonnière vaginale, fut libéré à
droite et à gauche, attiré par sa lèvre antérieure qui devient
ainsi plus accessible, puis détaché du cul-de-sac vaginal antérieur et élevé hors de la plaie.

» Il se détache alors sans difficultés de la vessie. L'index gauche, passant sous la base du ligament large droit, que l'assistant saisit entre ses doigts, isole ce ligament de l'utérus *de bas en haut* : un coup de ciseaux à la partie supérieure, et la tumeur, renversée vers la gauche, se dépouille de son enveloppe séreuse jusqu'à la partie supérieure du ligament large droit dont il est enfin séparé. L'hémostase est pratiquée aussitôt après l'ablation de la tumeur, qui ne dure, dans les cas simples, que trois ou quatre minutes. »

C'est Doyen qui parle, et il me semble presque entendre M. Jean-Louis Faure.

Même principe : section première du ligament utéro-périnéal.

Mêmes avantages : tractions sur l'utérus, mouvement de bascule de la tumeur, préhension du premier ligament large par sa base, déroulement du second, etc.

La différence porte seulement sur le point attaqué : l'isthme utérin remplace les insertions vagino utérines et la région des culs-de-sac.

b) *Les avantages de la rapidité sont combattus par le peu de sécurité que donne un moignon infecté et les difficultés de l'hémostase* — L'auteur, en préconisant son procédé, insiste beaucoup sur la brièveté du temps nécessaire à l'opération.

Voici, notamment, ce qu'il dit dans la *Tribune médicale*, à propos de la variété postérieure :

« C'est donc, en somme, aux cas faciles que s'applique ce procédé, et on lui fera peut-être le reproche de ne répondre précisément qu'aux cas dans lesquels tous les procédés sont bons. J'en conviens, mais on m'accordera que si, dans les cas simples, tous les procédés permettent de faire bien, il n'est pas défendu de chercher à faire mieux, et c'est faire mieux, à mon avis, que d'apporter dans une opération, sans faire courir à la malade aucun risque supplémentaire, plus de facilité, plus de rapidité et, si j'ose employer ce mot qui dans notre art à la fois si large et si personnel, ne saurait être déplacé, une plus parfaite élégance. »

Plus loin, il insiste de nouveau :

« .. Il est un point par lequel ce procédé l'emporte sur tous les autres : c'est l'extraordinaire rapidité avec laquelle il permet d'opérer. Je n'attache pas à celle-ci plus d'importance qu'elle n'en mérite , mais je suis loin de penser que ce soit une qualité négligeable. C'est, en tout cas, une garantie évidente de la facilité de l'opération, car une opération ne peut être rapide qu'à condition d'être facile, et s'il peut être dans une certaine mesure, inutile d'avoir en mains un procédé rapide, il n'est nullement indifférent de mettre en œuvre un procédé facile.

» La simplicité de ce procédé est telle, qu'elle m'a permis de constater, dans plusieurs cas de fibromes où j'ai eu la curiosité de mesurer le temps nécessaire à l'extirpation de la tumeur, qu'il était possible, je dirai même facile, en opérant sans précipitation, de déposer la tumeur dans le bassin destiné à la recevoir, soixante-quinze, soixante cinq, cinquante-cinq secondes après avoir donné dans la peau de la ligne blanche le premier coup de bistouri.

» Dans ces trois cas, la durée totale de l'opération, jusqu'à la dernière suture, a été respectivement de dix-huit minutes treize minutes et demie, quinze minutes. Et je n'entends pas parler ici d'opérations hâtives et négligées, mais bien d'opérations parfaitement finies, avec six ligatures séparées sur les deux utérines, les deux pédicules utéro-ovariens, les deux ligaments ronds, avec un surjet oblitérant la tranche cervicale, avec un surjet reconstituant le péritoine pelvien, avec enfin deux plans de suture sur la paroi, l'une au catgut sur les plans profonds, l'autre au crin de Florence, sur la peau.

» Pour les annexites, je n'ai pas eu la curiosité de mesurer exactement le temps que demande l'exérèse. Il y a d'ailleurs presque toujours, dans ces cas, un examen minutieux de l'état des annexes, afin de se rendre compte de leur conservation possible, examen qui demande un certain temps et enlève toute valeur comparative aux chiffres que l'on pourrait obtenir ; mais je ne crois pas exagérer en disant qu'une fois la décision prise d'enlever l'utérus et les annexes après les avoir examinés, le ventre déjà ouvert, par conséquent, il ne faut pas pour les enlever plus de vingt secondes environ Ce que je sais, c'est que l'opération tout entière, finie et bien finie, avec, je le répète, six ligatures séparées sur les six pédicules vasculaires, un surjet sur le col, un surjet sur le péritoine, et, cette fois, trois plans de sutures : un en surjet sur le péritoine pariétal, un formé de huit ou dix catguts séparés sur les muscles et l'aponévrose, un formé d'un nombre égal de crins de Florence sur la peau, demande en moyenne, dans les cas où des difficultés spéciales ne viennent pas compliquer les choses, vingt, vingt-deux, vingt-cinq minutes au maximum.

« Les chiffres, dit-on, ne prouvent rien. Cela est vrai, bien souvent ; cela est faux quelquefois. Ceux que je viens de donner ici me paraissent démontrer que la décollation permet d'opérer sûrement. Et je voudrais que ces qualités évidentes parussent suffisantes à ceux qui me liront, pour ne pas rester plus longtemps le seul à employer un procédé que sa simplicité rend accessible à tous.

Voilà donc la rapidité et l'élégance caractérisant, dans les cas faciles, l'hystérectomie par décollation. Mais quelle est, en réalité, l'importance de quelques minutes en plus ou en moins dans des cas comme ceux-ci, où tous les procédés

permettent de faire vite et bien ? Notre maître, M. le professeur Forgue, ne met point plus de temps avec le procédé
Américain. En tous cas, n'y a-t-il pas à craindre des imper-
fections et des négligences, et n'est-ce point aux dépens des
malades, plutôt que pour leur bien ? La section du col doit
avoir, en effet, certains avantages pour la rapidité de l'opération. Elle est plus tôt faite que la désinsertion du vagin.
Mais cette économie de temps peut-elle seule peser assez
sur l'esprit de l'opérateur, pour lui imposer le choix ?

N'oublions pas que, même en laissant de côté les hystérectomies pour tumeurs épithéliales, où l'on ne peut hésiter,
la présence d'un col profondément infecté par des suppura-
tions chroniques, dans une plaie péritonéale, ne laisse pas
que de présenter quelques dangers. Ce reproche, fait à toutes les hystérectomies subtotales, ne peut être oublié en fa-
veur de celle que nous avons l'honneur d'étudier.

Il est encore une chose qui nous paraît souffrir de la rapidité de l'opération : c'est la *méthode hémostatique*. Les artères utérines sont déchirées souvent par les tractions opérées
sur l'utérus. Tiraillées fortement, ne peut-il arriver que,
au sein du tissu si lâche qui sert de support aux organes
intrapelviens, ces artères se rétractent fortement et deviennent introuvables ? Nous avons alors une hémostase sponta-
née, c'est entendu ; mais cette hémostase sera-t-elle forcément définitive, et n'avons-nous point à craindre, sous l'effort de l'ondée sanguine, une hémorragie qui, le chirurgien
parti, mettra en danger les jours de l'opérée ?

Pour cette raison, mon maître, Monsieur le professeur
Forgue, préfère l'admirable précision du procédé Américain. Craignant avant tout ces hemorragies tardives, si fré-
quentes au temps où l'on liait en bloc les hiles utérins, il
procède méthodiquement d'une artère à l'autre.

Sans se presser, il passe de l'utéro-ovarienne à l'utérine,

et de l'utérine à l'utéro-ovarienne : après les avoir montrées à ses élèves, il les lie solidement et alors seulement les sectionne, convaincu que la sécurité obtenue vaut bien les quelques minutes consacrées à ce manuel un peu plus minutieux.

c) *Fréquence des indications : le procédé Américain est ordinairement possible, surtout si l'opérateur a le doigté chirurgical* (Forgue). — En parlant des cas difficiles dans lesquels son procédé est *seul possible*, M. J.-L. Faure reconnaît qu'ils sont rares. Ils le sont encore plus que ne le dit cet auteur.

Les indications du procédé Américain semblent devoir se réduire aux cas de tumeurs bénignes, sans adhérences, cas où la partie supérieure des ligaments larges est facilement accessible et mobilisable ; cas où l'hystérectomie par décollation aurait simplement pour elle sa rapidité d'exécution. Mais si le petit bassin est rempli d'adhérences, si les annexes déplacées, cachées sous des poches purulentes, semblent impossibles à aborder par en haut, que ferons-nous ?

Tout d'abord, quel que soit le procédé choisi, il faut vider ce pus qui encombre la voie, soit par une ponction aspiratrice, soit par tout autre moyen.

Et alors, une transformation s'opère dans les annexes : les organes affaissés reprennent plus ou moins leur place, le plan de clivage se dessine, le doigté spécial à l'opérateur expérimenté, cette sensibilité exquise que donne l'habitude, permettent de retrouver la route et de rompre des adhérences qui n'étaient en réalité solides qu'à la surface (Forgue).

Finalement, les cas sont excessivement rares où le procédé Américain est inapplicable.

d) *La Protection automatique des uretères* dont l'auteur semble faire un monopole pour son procédé (voir observation VIII tirée de la *Revue de Gynécologie*) est connue depuis longtemps. Tout le monde sait qu'en soulevant l'utérus, le col s'éloigne des uretères : ce n'est point là quelque chose de spécial.

e) *Enfin nous regretterons la collerette péritonéale que Doyen ménage pour recouvrir la blessure vaginale.*

CHAPITRE IV

Conclusions : qualités et indications

Nous avons signalé les objections que nous pensions pouvoir faire à l'hystérectomie par décollation. Nous avons obéi à notre sincérité. Mais pour être juste, il faut aussi montrer les qualités qui justifient l'enthousiasme de l'auteur.

Si nous avons fait un rapprochement tout à l'heure, avec le procédé de Doyen, ce n'était point pour prétendre que celui-ci n'était qu'une modification, un plagiat de celui-là : au contraire, nous avons voulu nous ménager les moyens de faire ressortir ce qu'il y avait de bien personnel dans la pratique de M. J. L. Faure. Et ceci, c'est d'avoir choisi l'isthme utérin comme nœud de l'opération. Il est incontestable que la manœuvre est simplifiée : plus de pince vaginale comme guide, plus de section progressive : un coup de ciseaux, avec l'insertion des ligaments utéro-sacrés comme guide et le tour est joué. Il est encore plus évident que la situation de l'isthme le rend beaucoup plus accessible. Cet avantage est surtout sensible en cas d'adhérences, ou d'annexes volumineuses, ou de tout ce qui peut gêner la vue et les mouvements de l'opérateur.

C'est donc dans les cas difficiles que les avantages en sont sensibles.

Nous avons déjà remarqué, à la suite de l'auteur, que la

— 53 —

pédiculisation des ligaments larges de *bas en haut* rendait
des services, surtout lorsque les adhérences de l'utérus, des
annexes et de l'intestin sont très prononcées. Le clivage,
impossible par en haut, est relativement facile en commençant par en bas. Ces cas sont très rares sans doute, mais ils
n'en existent pas moins.

Enfin, lors même que les annexes sont adhérentes aux
parties périphériques du pelvis, que le fond de l'utérus est
adhérent au rectum et le Douglas impraticable, le cul-de-
sac vésico-utérin est au contraire toujours libre et permet
d'arriver facilement sur le col pour y faire une décollation
antérieure.

Nous voyons donc que les avantages les plus saillants de
la méthode de M. J.-L. Faure sont :

1° La plus grande accessibilité du col ;

2° La pédiculisation des ligaments larges de bas en haut;

3° La liberté complète et constante du cul-de-sac vésico-
utérin.

Et que leur maximum se rencontre précisément dans les
cas difficiles.

C'est également dans ces cas que les avantages des autres
procédés : hémostase méthodique, asepsie certaine, dispa-
raissent par impossibilité ou inutilité.

L'hystérectomie par décollation (variété antérieure) paraît
donc avoir des indications bien précises : placée nettement à
l'opposé des autres procédés, ses qualités sont d'autant plus
précieuses que les autres perdent les leurs. Et nous croyons
pouvoir faire à M. J.-L. Faure un éloge juste en même
temps que sincère, en proclamant que c'était là ce qu'il y
avait de plus difficile à trouver.

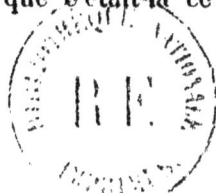

BIBLIOGRAPHIE

———

Le *Bulletin médical*, mercredi 7 nov. 1900.
Revue de Gynécologie et de Chirurgie abdominale: N° 6, voir décembre 1902. La tuberculose génitale.
—   15 août 1903. Protection automatique de l'uretère.
Tribune médicale. 4 juillet 1903.

———